A Cura pelos
BANHOS

O poder purificador e regenerador
da água, dos minerais e das plantas

Obras do Dr. José Maria Campos (Clemente)

PLANTAS QUE AJUDAM O HOMEM
Guia prático para a época atual (em co-autoria)

■

GUIA PRÁTICO DE TERAPÊUTICA EXTERNA
*Métodos e procedimentos terapêuticos
de grande simplicidade e eficácia*

■

O ETERNO PLANTIO
Um reencontro da Medicina com a Natureza

■

CURAS PELA QUÍMICA OCULTA
Realidades suprafísicas na Medicina

■

JORNADAS PELO MUNDO DA CURA

■

RECEITUÁRIO DE MEDICAMENTOS SUTIS
Elaboração e prescrição

■

A MEDICINA RESGATADA
Uma introdução à Praxis Vertebralis (em co-autoria)

■

O PODER DE CURA NO SER HUMANO

■

OS SETE REMÉDIOS SOLARES
A ação curativa das flores e dos metais

■

TERAPÊUTICAS PARA A REGENERAÇÃO CELULAR

■

A REGENERAÇÃO DO SOLO

■

A CURA PELOS BANHOS
*O poder purificador e regenerador da água,
dos minerais e das plantas* (em co-autoria)

Dr. José Maria Campos (Clemente)
e Samuel Berkman

A Cura pelos
BANHOS

O poder purificador e regenerador
da água, dos minerais e das plantas

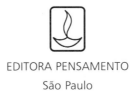

EDITORA PENSAMENTO
São Paulo

Copyright © 2005 Dr. José Maria Campos (Clemente)
e Samuel Berkman

Capa: Ana Regina Nogueira

Os recursos gerados pelos direitos autorais são revertidos em trabalhos de pesquisa sem fins lucrativos e que não se vinculam a instituições, organizações, seitas nem entidades de nenhum tipo.

Edição	Ano
1-2-3-4-5-6-7-8-9	05-06-07-08-09-10

Direitos reservados

EDITORA PENSAMENTO-CULTRIX LTDA.

Rua Dr. Mário Vicente, 368 — CEP 04270-000 — São Paulo, SP — Brasil

Fone: 6166-9000 — Fax: 6166-9008

E-MAIL: pensamento@cultrix.com.br — http://www.pensamento-cultrix.com.br

Impresso em nossas oficinas gráficas.

SUMÁRIO

Introdução 7

PRIMEIRA PARTE
Banhos de Imersão

Instruções gerais 13
1. Banho purificador com
   enxofre (banho sulfuroso) 15
2. Banho purificador com
   sal marinho 17
3. Banho purificador com
   sal amargo 19
4. Banho purificador com
   Nicotiana 21
5. Banho regenerador com
   Extrato Equisetum 25
6. Banho regenerador com
   argila, caulim ou lama 27
   Adendo: Cataplasma regenerador de
   caulim na coluna vertebral 29
7. Banho regenerador com
   óleos essenciais aromáticos 33
8. Banho nutritivo com
   leite de soja e complementos 35

SEGUNDA PARTE
Banhos de Assento

Instruções gerais 39
1. Banho de assento com
   Chá Purificador 41
2. Banho de assento regenerador com
   extrato de limão 43

3. Banho de assento tonificante com
  água fria 45
4. Banho de assento purificador com
  Nicotiana 47

Terceira Parte
Pedilúvios

Instruções gerais 51
1. Pedilúvio purificador com
  sal amargo 55
2. Pedilúvio vitalizador com
  Cymbopogon, Eucalyptus e sal amargo 57
3. Pedilúvio tonificante com
  soro de soja 61
4. Pedilúvio tonificante com
  água quente e água fria 63
  Adendo: Caminhadas sobre a relva 65

Quarta Parte
Banhos ao Ar Livre

Banhos ao ar livre 69

Apêndice

Apêndice 75
Produtos minerais 77
  Argila, caulim e lama 77
  Sulfureto de potássio 79
Produtos vegetais 81
  Óleos essenciais aromáticos 81
  Extratos vegetais aromáticos 84
  Chás aromáticos compostos 94
Outros produtos vegetais 99
  Extrato Equisetem 99
  Extrato de limão 100
  Nicotiana 100
  Soja (leite) 103
  Soja (soro) 104

Introdução

São bem difundidas as informações sobre os efeitos benéficos da água na cura das mais diversas enfermidades. A Hidroterapia foi usada na Antigüidade e vem sendo redescoberta, com grandes benefícios. Nas suas inúmeras modalidades, é de inegável valor para a saúde humana. Sabe-se, por exemplo, que conforme a temperatura em que é usada, a água provoca no organismo respostas específicas, que vão desde o relaxamento físico e psíquico até a tonificação, com conseqüente reorganização do sistema nervoso, do circulatório, do endócrino e de outros, além de promover aumento da imunidade.

Neste livro, no entanto, não nos deteremos nos efeitos físicos e orgânicos da Hidroterapia tradicional, mas procuraremos apresentar, de maneira simples e prática, sua aplicação em processos de cura sutis. O livro é dedicado, pois, em especial aos que almejam a paz interior, embora suas indicações possam ser úteis também a todos os que precisam reequilibrar o organismo. Destina-se não só a terapeutas, mas a leigos que por conta própria queiram experimentar os tratamentos.

A água é precioso instrumento da medicina sutil por sua flexibilidade, maleabilidade e dinamismo. Auxilia na transmutação de vibrações ao absorver as mais grosseiras. Seu uso propicia a introdução de novos padrões de conduta na nossa vida diária. Por meio desse elemento, o magnetismo superior do nosso ser pode fluir e permear-nos por inteiro. A ação da água atinge sobretudo a contraparte não física de nossa rede nervosa e pode ser potencializada e dirigida para as mais diversas necessidades, conforme seja aplicada: pura ou com ervas, com essências aromáticas, com minerais ou com outras substâncias.

Banhos de imersão, de assento e pedilúvios, embora pareçam ser procedimentos apenas externos e superficiais, têm efeitos profundos. Fazem com que a pele envie para a parte interna do corpo os impulsos que podem modificar estados orgânicos e psíquicos e evitar doenças, bem como os que podem dissolver obstáculos à elevação do ser. A pele, grande órgão dos sentidos, absorve diretamente correntes de energias e de substâncias vivificadoras que nela aplicamos e é disso que esses banhos terapêuticos se valem.

Os banhos de assento e os pedilúvios atuam de maneira reflexa e derivativa, enquanto os de imersão do corpo inteiro agem de maneira sistêmica. Contudo, as propriedades dos ingredientes empregados atuarão em qualquer dessas formas de aplicação e deve ser vista, caso a caso, a conveniência de uma ou de outra.

Ingredientes recomendados em banhos diferentes podem ser aplicados juntos, em combinações que venham a ser indicadas à situação de cada paciente. Também a duração de um banho e sua temperatura podem adaptar-se às condições e necessidades. Observação e criatividade são sempre qualidades-chave de um bom terapeuta.

Os procedimentos aqui descritos são bem simples e favorecem a purificação, a regeneração, a harmonia e a serenidade, tão necessárias a todos. Mas, para sua maior eficácia, devem estar sempre associados a uma íntima disponibilidade para a transformação e para a ampliação da consciência.

Durante o procedimento, recomenda-se que o paciente participe atentamente do que está sucedendo em seu interior e no ambiente que o cerca, ambiente que, por isso, deve estar em grande harmonia. Após o procedimento é hora de se recolher para aprofundar e sintetizar a energia de cura que tenha sido atraída.

Este livro nasceu da experiência de vários anos de seus autores, que não apenas atenderam pacientes em diversos estados patológicos, como também se colocaram receptivos para ajudar a abrir-lhes novos caminhos em sua busca de uma vida melhor.

Os Autores

PRIMEIRA PARTE

Banhos de Imersão

Instruções Gerais

1. Preparo do paciente e dos ambientes

Uma atitude de recolhimento alinhada com as energias de cura é fundamental para que os efeitos de cada procedimento terapêutico sejam profundos. É por meio dela que se fortalece o canal para que essas energias fluam. É preciso abrir mão das próprias resistências e manter-se em sintonia com o trabalho, receptivo à transformação e o mais liberado possível de expectativas quanto aos resultados.

O ambiente em que a pessoa tomará o banho de imersão e aquele em que repousará em seguida devem estar em harmonia e silêncio e livres de correntes de ar. Sua iluminação deve ser tênue e agradável. Antes do banho de imersão a pessoa deve tomar um de chuveiro, higiênico.

2. Preparo da água do banho

Aquecer a água até que esteja entre 37 e 38,5°C. Impulsioná-la rítmica e vigorosamente com as mãos, durante certo tempo, para dinamizá-la. Retirar as mãos e, com a água ainda em movimento, acrescentar-lhe os ingredientes conforme indicação e deixar que se misturem.

3. Aplicação do banho

A pessoa deve deitar-se na banheira e apoiar a cabeça em sua borda, sobre uma toalha de rosto dobrada. O corpo deve permanecer relaxado e todo submerso. Se a pessoa desejar, pode mergulhar completamente a cabeça na água algumas vezes, com o cuidado de tapar o nariz. E, ao terminar o tempo indicado para o banho (tempo esse que pode ser adaptado às necessidades), deve levantar-se devagar e deixar o corpo secar espontaneamente, por alguns momentos. É bom que a pele continue a absorver os elementos terapêuticos empregados, e apenas em alguns deles aconselha-se enxaguar o corpo para removê-los.

4. Após o banho

Recomenda-se ir para o leito logo depois do banho e procurar dormir um pouco. Esse período de repouso pode proporcionar profunda regeneração e é parte fundamental do procedimento.

1. Banho purificador com enxofre (banho sulfuroso)

Características e atuação do enxofre

O enxofre possui enorme capacidade de purificação e de transformação e exerce papel significativo no metabolismo. Ajuda a digestão e favorece o sono. Queima cargas psíquicas negativas e intensifica a dinâmica interna das substâncias – por isso o seu uso proporciona sensação de leveza. Dissolve nódulos psíquicos arraigados no corpo físico-etérico, que podem manifestar-se como distúrbios digestivos e metabólicos, como enfermidades de pele e reumatismos, como confusão mental, medos, fobias e tendências persecutórias, entre outros males. É de grande importância em toda a vida orgânica.

O banho sulfuroso produz o calor que favorece a eliminação de impurezas pelo suor. Quando acrescido de enxofre em dinamizações altas (Sulfur CH 30 ou Sulfur S3), desaloja o corpo astral enquistado no corpo físico-etérico. O fósforo, usado também em dinamizações altas (Phosphorus CH 30 ou Phosphorus S3), desaloja o corpo mental também enquistado no corpo físico-etérico e, quando administrado junto com Sulfur, potencializa a ação deste último.

Forma de uso

O banho purificador com enxofre pode ser aplicado 1, 2 ou até 3 vezes por semana na fase inicial do tratamento, passando em seguida a 1 vez por semana. O tratamento pode constituir-se de 3, 7, 10 ou mais banhos. Como solicita muito as forças vitais do organismo, sua freqüência deve ser bem ajustada às condições e necessidades. De preferência, deve ser tomado pela manhã, período que favorece processos de eliminação, mas também pode ser no fim da tarde ou ainda no início da noite. Pode durar até 15 minutos, não mais, e a temperatura da água não deve passar de 38ºC, porque provoca sensação térmica maior que a dos demais banhos.

Ingredientes

- Limão: aproximadamente 50 ml do suco fresco.
- Sulfureto de potássio: diluído em água na concentração de 25 g para 100 ml de água (vide elaboração no Apêndice, pág. 79).
- Medicamentos dinamizados (uso opcional): Phosphorus CH 30[1], (ou Phosphorus S3[2]) – 10 gotas Sulfur CH 30[3], (ou Sulfur S3[4]) – 10 gotas.

Aplicação

Vide instruções gerais na página 13.

---

[1] Pode ser adquirido em farmácias homeopáticas.

[2] O método especial de dinamização da Linha S, desenvolvido pelo Dr. José Maria Campos (Clemente), foi apresentado em seus livros O ETERNO PLANTIO e RECEITUÁRIO DE MEDICAMENTOS SUTIS, ambos da Editora Pensamento.

[3] Pode ser adquirido em farmácias homeopáticas.

[4] Vide nota de rodapé 3.

2. Banho purificador com sal marinho

Características e atuação do sal marinho

Os oceanos constituem 97,2% da água do planeta e calcula-se que com o sal que está diluído neles seria possível construir todos os continentes, com todas as suas montanhas. A capacidade depuradora dessa água é de vital importância para a manutenção da vida na Terra. Por bilhões de anos ela tem funcionado como um grande filtro.

O sal marinho dissolvido em água purifica e ajuda a construir a resistência magnética necessária para afastar forças viciosas e inertes. Dissipa acúmulos de pensamentos e sentimentos negativos, remove a umidade do corpo e fleumas psíquicas. Cria uma proteção em torno da pessoa. Essências aromáticas podem complementar essa atuação, pois dissipam nódulos psíquicos e favorecem a elevação do ser.

Forma de uso

O banho purificador com sal marinho pode ser tomado pela manhã, no fim da tarde ou no início da noite, 1 ou mais vezes por semana e deve durar de 10 a 15 minutos. O tratamento pode constituir-se de 3, 5 ou 7 banhos, conforme a necessidade.

Ingredientes

- Sal marinho[5]: 20 colheres de sopa cheias de sal grosso marinho diluídas em água.

- Óleos essenciais aromáticos, dinamizados (uso opcional): Óleo Citronella, Óleo Copaifera, Óleo Cymbopogon, Óleo Eucalyptus, Óleo Ponkan ou Óleo Rosmarinus, entre outros (vide forma de preparo, indicações terapêuticas e informações complementares no Apêndice, pág. 81).

- Extratos vegetais aromáticos (uso opcional): para uso em lugar dos óleos essenciais aromáticos (vide forma de preparo, indicações terapêuticas e informações complementares no Apêndice, pág. 84).

Aplicação

Vide instruções gerais na página 13.

---

[5] O sal marinho (sal grosso, não refinado) pode ser encontrado em casas de produtos naturais ou em estabelecimentos similares.

3. Banho purificador com sal amargo

Características e atuação do sal amargo

O magnésio encontra-se diluído nos oceanos em imensas quantidades. Combinado com o enxofre, forma o sulfato de magnésio – também conhecido como sal amargo. Calcula-se que em 100 partes do sal marinho diluído nos oceanos encontremos em média 16 partes de sulfato de magnésio, quantidade suficiente para construir toda a América do Sul e suas montanhas.

As toxinas psíquicas, criadas principalmente em situações de sobrecarga emocional e mental, e também as ingeridas permeiam o organismo físico e o sutil. Como são densas, tendem a seguir a lei da gravidade e acumular-se nos pés, até que saiam pela pele. Usado em pedilúvios ou em banhos de imersão, o sal amargo "corrói" essas toxinas, que são então eliminadas na água. Os banhos e os pedilúvios com sal amargo, aplicados de forma regular, promovem intensa purificação de todo o ser. Podem, também, servir de base para tratamento de eliminação de estresse. São especialmente indicados em casos de fixações psíquicas em opiniões, cristalizações mentais e emocionais, tendências a excessiva sistematização e a compulsão[6].

---

[6] Vide mais informações sobre o sal amargo no livro TERAPÊUTICAS PARA A REGENERAÇÃO CELULAR, do Dr. José Maria Campos (Clemente), Editora Pensamento.

Forma de uso

Esse banho pode ser aplicado 1, 2 ou mais vezes ao mês; e o tratamento pode constituir-se de 3, 5 e 7 banhos, conforme a necessidade. Deve ser tomado de preferência pela manhã, período que favorece os processos de eliminação do corpo, mas também pode ser no fim da tarde ou no início da noite. O banho deve durar de 10 a 15 minutos no máximo. Ao término, recomenda-se enxaguar rapidamente o corpo com água pura, sem sabonete.

Ingredientes

- Sal amargo[7]: 10 colheres de sopa dissolvidas em água.
- Óleos essenciais aromáticos, dinamizados (uso opcional): Óleo Citronella, Óleo Copaifera, Óleo Cymbopogon, Óleo Eucalyptus, Óleo Ponkan ou Óleo Rosmarinus, entre outros (vide forma de preparo, indicações terapêuticas e informações complementares no Apêndice, pág. 81).
- Extratos vegetais aromáticos (uso opcional): em lugar dos óleos essenciais aromáticos (vide forma de preparo, indicações terapêuticas e informações complementares no Apêndice, pág. 84).

Aplicação

Vide instruções gerais na página 13.

---

[7] O sal amargo pode ser encontrado em farmácias e drogarias.

4. Banho purificador com Nicotiana

Características e atuação da Nicotiana

A Nicotiana (*Nicotiana tabacum*) exerce profunda ação purificadora, transmutadora, antideformante e regeneradora e pode de modo especial extinguir cargas psíquicas e reequilibrar traumatismos emocionais. Ajuda a proteger a pessoa de influências psíquicas externas. Dissolve e transmuta forças densas e inertes alojadas especialmente na contraparte sutil da região infradiafragmática e no sistema genital. Dissipa estados de angústia. Quando a circulação sangüínea se apresenta lenta e letárgica, os banhos de imersão e os banhos de assento com Nicotiana são indicados.

A Nicotiana é capaz de neutralizar certas tendências destrutivas do corpo emocional e de corrigir suas deformações geradoras de disfunções orgânicas. O seu uso em banhos de imersão favorece ainda a fluência mais livre das energias superiores do ser.

É importante ressaltar aqui que o tabagismo em nada promove ações benéficas sobre o organismo como as da Nicotiana sob a forma de banhos de imersão[8].

---

[8] Vide mais informações sobre a NICOTIANA no livro TERAPÊUTICAS PARA A REGENERAÇÃO CELULAR, do Dr. José Maria Campos (Clemente), Editora Pensamento.

Forma de uso

O banho purificador com Nicotiana pode ser aplicado 1, 2 ou mais vezes por semana, durante uma semana ou mais e, a seguir, apenas 1 vez por semana. O tratamento pode constituir-se de 5, 7 ou mais banhos, tomados no fim da tarde ou no início da noite, com a duração de 10 a 15 minutos. Para fazer aflorar melhor as qualidades regeneradoras da Nicotiana, sugere-se a administração concomitante de Phosphorus dinamizado.

Ingredientes

- Nicotiana: usar uma das três apresentações (vide formas de preparo no Apêndice, pág. 103):
    - Nicotiana-F: extrato aquoso obtido pela queima das folhas do tabaco (de 50 a 100 ml);
    - Nicotiana TM: extrato alcoólico obtido das folhas do tabaco (de 50 a 100 ml);
    - Extrato Nicotiana: extrato aquoso concentrado obtido por maceração a quente das folhas do tabaco (2 litros).
- Óleos essenciais aromáticos, dinamizados (uso opcional): Óleo Citronella, Óleo Copaifera, Óleo Cymbopogon, Óleo Eucalyptus, Óleo Ponkan ou Óleo Rosmarinus, entre outros (vide forma de preparo, indicações terapêuticas e informações complementares no Apêndice, pág. 81).

- Extratos vegetais aromáticos (uso opcional): em lugar dos óleos essenciais aromáticos (vide forma de preparo e de uso, indicações terapêuticas e informações complementares no Apêndice, pág. 84).

- Medicamento: Phosphorus CH 30^9 (ou Phosphorus S3^{10}) em dose única: 5 gotas, via oral, antes do banho (uso opcional).

Aplicação

Vide instruções gerais na página 13.

---

[9] Pode ser adquirido em farmácias homeopáticas.
[10] Vide nota de rodapé 3.

5. Banho regenerador com Extrato Equisetum

Características e atuação do Equisetum (cavalinha)

As potentes forças anabólicas da cavalinha (*Equisetum pyramidale*) correspondem exatamente às forças anabólicas dos rins – o que lhe permite, pela sua configuração substancial e energética, apoiar a atividade renal quando ela não é suficiente. A cavalinha expulsa dos rins substâncias velhas, cria novas e tende a cobrir suas deficiências[11].

O banho com Extrato Equisetum pode promover intenso movimento de regeneração global do ser, pois os impulsos e forças que ele traz irradiam-se dos rins para o sistema nervoso e daí para o organismo inteiro. Corrige seqüelas de falência do sistema nervoso, caracterizadas, entre outros sintomas, por tremores dos membros, estados convulsivos, esgotamento neurastênico e deficiência da capacidade de concentração e de memória. Favorece assim o reequilíbrio e revitalização geral do ser, o alinhamento e a sutilização de seus corpos materiais. Ajuda na dissolução de medos, fobias, síndrome do pânico e inseguranças.

---

[11] Vide mais informações sobre o EQUISETUM no livro TERAPÊUTICAS PARA A REGENERAÇÃO CELULAR, do Dr. José Maria Campos (Clemente), Editora Pensamento.

Forma de uso

O banho regenerador com Extrato Equisetum, que deve durar entre 15 e 20 minutos, pode ser aplicado inicialmente 3 vezes por semana ou mais. A seguir diminui-se a freqüência para 1 ou 2 banhos por semana. Deve ser tomado de preferência durante a primeira parte da manhã ou no fim da tarde. Após o banho recomenda-se enxaguar rapidamente o corpo com água pura, sem sabonete.

Ingredientes

- Extrato Equisetum: preparar 2 litros de extrato aquoso concentrado da erva pelo menos 2 horas antes do banho (vide forma de preparo no Apêndice, pág. 101).

- Óleos essenciais aromáticos, dinamizados (uso opcional): Óleo Citronella, Óleo Copaifera, Óleo Cymbopogon, Óleo Eucalyptus, Óleo Ponkan ou Óleo Rosmarinus, entre outros (vide forma de preparo, indicações terapêuticas e informações complementares no Apêndice, pág. 81).

- Extratos vegetais aromáticos (uso opcional): em lugar dos óleos essenciais aromáticos (vide forma de preparo, indicações terapêuticas e informações complementares no Apêndice, pág. 84).

Aplicação

Vide instruções gerais na página 13.

6. Banho regenerador com argila, caulim ou lama

Características e atuação da argila, do caulim e da lama

O granito, composto basicamente por quartzo, feldspato e mica, além de pequenas quantidades de outros minerais, corresponde ao esqueleto mineral do planeta e tem grande afinidade com o sistema esquelético, juntamente com o sistema nervoso e as forças de regeneração do ser humano.

As argilas formam-se pela decomposição e sedimentação mecânica de restos de feldspato, e o caulim é um dos produtos finais dessa decomposição. A lama, onde a argila se encontra associada à matéria orgânica vegetal em via de transformação, guarda estreita relação com o enxofre liberado nesses processos.

O banho de água com argila, caulim ou lama ajuda na fluidificação da matéria. Por ele as forças fricativas tendem a anular-se e a permitir um fluxo contínuo e livre de energias. Prepara as células para receber a energia de planos superiores do ser e colabora para a liberação da luz aprisionada nelas. Esse banho colabora ainda com a regeneração e sutilização da matéria, favorecendo assim o despertar da vida primordial que se acha em seu âmago e a incorporação de novos padrões vibratórios. Propicia também intensa regeneração do sistema nervoso em geral, acalma a mente e ajuda a eliminar pensamentos negativos recorrentes[12].

Forma de uso

Esse banho pode ser aplicado inicialmente 2 ou 3 vezes por semana, de preferência no fim da tarde ou no início da manhã, com a duração de 10 a 15 minutos. A seguir, diminui-se a freqüência para 1 ou 2 banhos por semana. O tratamento pode constituir-se de 3, 5, 7 ou mais banhos, conforme a necessidade.

Ingredientes

- Argila (ou caulim ou lama) lavada e purificada (vide forma de purificação da argila, do caulim ou da lama no Apêndice, pág. 77): diluir aproximadamente 10 colheres de sopa de um desses três elementos em água suficiente para que fique líquido. Ao ser acrescentado à água do banho, esta deve ficar bem turva; para isso, pode-se aumentar a proporção do ingrediente na medida da necessidade.

- Óleos essenciais aromáticos, dinamizados (uso opcional): Óleo Citronella, Óleo Copaifera, Óleo Cymbopogon, Óleo Eucalyptus, Óleo Ponkan ou Óleo Rosmarinus, entre outros (vide forma de

---

[12] Pode-se mencionar o grande valor terapêutico de aplicações de argila em partes específicas do corpo para os mais diversos fins. Para informações sobre essas aplicações, sobre a coleta e sobre outros usos da argila, vide o livro GUIA PRÁTICO DE TERAPÊUTICA EXTERNA, do Dr. José Maria Campos (Clemente), Editora Pensamento.

preparo, indicações terapêuticas e informações complementares no Apêndice, pág. 81).

- Extratos vegetais aromáticos (uso opcional): em lugar dos óleos essenciais aromáticos (vide forma de preparo, indicações terapêuticas e informações complementares no Apêndice, pág. 84).

Aplicação

Vide instruções gerais na página 13.

Adendo

Cataplasma regenerador de caulim na coluna vertebral

O caulim tem grande afinidade energética com o sistema esquelético e com o sistema nervoso do ser humano, pois esses três elementos originaram-se paralelamente na história da evolução da Terra. Descrevemos aqui o cataplasma de caulim, que apresenta especial poder regenerador de todo o organismo humano com imensa repercussão positiva em todo o ser.

Preparo do paciente, do caulim e do material

- Deitar o paciente em uma maca (ou cama alta), acomodá-lo bem e deixá-lo aguardando serenamente. O ambiente deve estar em silêncio e em harmonia.

- Tomar um pouco de caulim já úmido, adicionar-lhe mais água até que se torne cremoso, mas não líquido. Reservá-lo sobre uma bandeja.

- Reservar também uma colher de chá, uma espátula de madeira, uma fralda e um tecido impermeável suficientemente grande para cobrir a coluna vertebral em todo o seu comprimento e mais 5 cm de cada lado dela.

Aplicação do cataplasma

- Pedir ao paciente que fique em decúbito ventral, com as costas nuas.

- Estender a fralda aberta, simetricamente, sobre sua coluna vertebral, desde o pescoço (região cervical) até a base (região sacral).

- Aplicar pequenas porções de caulim (aproximadamente uma colher de chá cheia), a dois dedos de cada lado do centro da coluna, sobre a fralda, da região cervical à sacral. Serão 14 porções de cada lado.

- A seguir, com movimentos rítmicos com a espátula, espalhar as porções de caulim, de modo que cubram toda a coluna e mais 5 cm de cada lado, a partir de seu centro.

- Dobrar sobre a camada de caulim os lados da fralda que ficaram livres, de tal forma que o caulim fique totalmente dentro dela.

- Colocar sobre esse cataplasma o tecido impermeável.
- Estender sobre o paciente uma coberta, conforme as condições de temperatura ambiental.
- O paciente não deve mudar de decúbito, para que o cataplasma não saia do lugar.
- O cataplasma deve permanecer por um período de 10 a 20 minutos e não deve ultrapassar esse limite.
- Ao final, retirar o cataplasma, voltar a cobrir o paciente e deixá-lo em repouso.

Forma de uso

O cataplasma regenerador com caulim pode ser aplicado 1 ou 2 vezes por semana, e o tratamento completo pode constituir-se de 3, 5, 7 ou mais aplicações.

Deve-se dar uma pausa de semanas ou meses, antes de um novo ciclo de aplicações.

O caulim usado não deve ser reaproveitado.

Esferas de ressonância no ser

- Esse cataplasma produz grande relaxamento, que pode traduzir-se em sono e bem-estar.
- Desperta e libera os impulsos criadores originais presentes na contraparte sutil da coluna vertebral e da medula espinhal.

- Regenera estruturas e tecidos vertebrais e medulares.

- Libera a coluna vertebral e a medula espinhal de cargas energéticas densas que obstruem a livre circulação da energia.

- Libera a luz aprisionada nas partículas materiais da coluna vertebral e medula espinhal.

- Dinamiza todos os processos energéticos ao longo da coluna vertebral e medula espinhal.

7. Banho regenerador com óleos essenciais aromáticos

Características e atuação dos óleos essenciais aromáticos

A fotossíntese se processa pela atuação da luz solar que é diretamente assimilada pela planta, condensada e transformada em amido. Uma parcela desse amido é atraída pelas forças e vibrações materiais e liga-se ao carbono, dando origem à celulose. Outra parte é atraída pelos elementos imponderáveis da luz e do calor do Sol e liga-se ao hidrogênio para produzir substâncias metabólicas secundárias, tais como açúcares, néctares, pigmentos vegetais e óleos essenciais aromáticos.

O uso desses óleos aromáticos em banhos de imersão permite imprimir na substância material do ser humano um movimento de elevação e volatilização. O calor da água favorece a dissolução de nódulos psíquicos arraigados no corpo mental, no emocional e no físico-etérico. Complementado pela presença dos óleos, exerce efeito muito significativo para a liberação dessas escórias psíquicas atuais e antigas. Tal liberação repercute amplamente no ser como um todo e propicia processos de cura sutis[13].

---

[13] Vide mais informações sobre óleos essenciais aromáticos no livro TERAPÊUTICAS PARA A REGENERAÇÃO CELULAR, do Dr. José Maria Campos (Clemente), Editora Pensamento.

Forma de uso

Este banho pode ser aplicado 3 vezes por semana ou mais. A seguir, passa-se para 1 ou 2 banhos por semana. O tratamento pode constituir-se de 3, 5, 7 ou mais banhos, conforme a necessidade. Podem ser tomados no fim da tarde, no início da noite ou no início da manhã, e devem durar de 10 a 15 minutos.

Ingredientes

- Óleos essenciais aromáticos, dinamizados (uso opcional): Óleo Citronela, Óleo Copaifera, Óleo Cymbopogon, Óleo Eucalyptus, Óleo Ponkam ou Óleo Rosmarinus, entre outros (vide forma de preparo, indicações terapêuticas e informações complementares no Apêndice, pág. 81).

- Extratos vegetais aromáticos, preparados pelo menos duas horas antes do banho (vide forma de preparo, indicações terapêuticas e informações complementares no Apêndice, pág. 84).

Aplicação

Vide instruções gerais na página 13.

8. Banho nutritivo com leite de soja e complementos

Características e atuação da soja

Além de altamente nutritiva, a soja tem grande potencial curativo por ser revitalizadora e regeneradora. Esse potencial vem à tona sobretudo quando usamos o seu leite em banhos de imersão ou em aplicações tópicas. Serve de apoio ao tratamento de estados de desvitalização intensa (como após radioterapia ou quimioterapia, ou na convalescença de doenças debilitantes) e ao tratamento de estados de desgaste por excesso de atividade mental, por hiperexcitabilidade nervosa ou ainda por outros fatores. Colabora nos tratamentos de desnutrição e favorece a regeneração celular cerebral[14].

Forma de uso

Esse banho pode ser aplicado inicialmente 3 vezes por semana ou mais. Em seguida, 1 ou 2 vezes por semana e depois 2 ou 3 vezes por mês, com duração de 10 a 20 minutos. Deve ser tomado, de preferência, na primeira metade da manhã, no fim da tarde ou no início da noite.

---

[14] Vide mais informações sobre a soja nos livros CURAS PELA QUÍMICA OCULTA e TERAPÊUTICAS PARA A REGENERAÇÃO CELULAR, do Dr. José Maria Campos (Clemente), Editora Pensamento.

Ingredientes

- Leite de soja: 4 litros (vide forma de preparo no Apêndice, pág. 105).

- Complementos:
    - Gema de ovo[15]: 1 unidade, de preferência de ovo caipira e não fecundado.
    - Mel puro: 2 colheres de sopa cheias. Dissolver o mel na gema do ovo e bater bem a mistura, de 3 a 5 minutos. Depois, verter essa mistura pouco a pouco no leite.
    - Suco de limão: 1 xícara pequena. Acrescentá-lo diretamente à água do banho, depois de ter adicionado os ingredientes acima citados.

- Óleos essenciais aromáticos, dinamizados (uso opcional): Óleo Citronella, Óleo Copaifera, Óleo Cymbopogon, Óleo Eucalyptus, Óleo Ponkan ou Óleo Rosmarinus, entre outros (vide forma de preparo, indicações terapêuticas e informações complementares no Apêndice, pág. 81).

- Extratos aromáticos (uso opcional): em lugar dos óleos essenciais aromáticos (vide forma de preparo, indicações terapêuticas e informações complementares no Apêndice, pág. 84).

Aplicação

Vide instruções gerais na página 13.

---

[15] Uso opcional, a depender do grau de desvitalização e das necessidades de cada indivíduo.

SEGUNDA PARTE

Banhos de Assento

Instruções gerais

1. Preparo do paciente e dos ambientes

Uma atitude de recolhimento alinhada com as energias de cura é fundamental para que os efeitos de cada procedimento terapêutico sejam profundos. É por meio dela que se fortalece o canal para que essas energias fluam. É preciso abrir mão das próprias resistências e manter-se em sintonia com o trabalho, receptivo à transformação e o mais liberado possível de expectativas quanto aos resultados.

O ambiente em que a pessoa tomará o banho de assento e aquele em que repousará em seguida devem estar em harmonia e silêncio e livres de correntes de ar. Sua iluminação deve ser tênue e agradável.

2. Preparo da água do banho

Encher a tina (ou bacia bastante grande para que se possa sentar dentro) com água na temperatura especificada para cada banho, em quantidade suficiente para cobrir da parte superior das coxas até a cintura. Impulsionar a água rítmica e vigorosamente com as mãos, durante certo tempo, para dinamizá-la. Retirar as mãos e, com a água ainda em movimento, acrescentar-lhe os ingredientes conforme indicação e deixar que se misturem.

3. Aplicação do banho

Retirar as roupas da cintura para baixo e sentar-se na tina. A água deve cobrir apenas a região mencionada acima. Colocar os pés sobre um tapete de banheiro e cobrir as costas com cobertor ou manta. Após o tempo indicado, levantar-se devagar. Deixar o corpo secar espontaneamente, para que a pele continue a absorver os elementos terapêuticos empregados.

4. Após o banho

Recomenda-se ir para o leito logo depois do banho e procurar dormir um pouco. Esse período de repouso pode proporcionar profunda regeneração e é parte fundamental do procedimento.

1. Banho de assento com Chá Purificador

Características e atuação do Chá Purificador

O que chamamos de Chá Purificador é uma composição de diversos vegetais que atuam com eficiência na dissolução de cargas instintivas alojadas na esfera genital com profunda repercussão na atitude da pessoa que dele faz uso. O banho de assento com esse chá facilita a sutilização dos pensamentos e sentimentos, a definição de metas de vida e, conseqüentemente, a regeneração celular de todo o organismo.

Este banho purifica e reequilibra energeticamente o sistema genital e pode ser útil aos que não vivem em abstinência sexual, mas que a praticam por períodos regulares. Auxilia na transmutação das forças instintivas e as eleva dos centros inferiores para os superiores do ser, ampliando perspectivas[16].

Formas de uso

O banho de assento com o Chá Purificador deve ser aplicado 1 vez ao dia por 3 dias consecutivos. Se necessário,

---

[16] Vide mais informações sobre o CHÁ PURIFICADOR no livro RECEITUÁRIO DE MEDICAMENTOS SUTIS, do Dr. José Maria Campos (Clemente), Editora Pensamento.

repetir o tratamento 1, 2 ou 3 meses depois. A temperatura da água deve estar entre 28 e 35°C e o banho pode durar de 10 e 15 minutos. Deve ser tomado no fim da tarde ou no início da noite.

Pode-se também fazer uso diário, via oral, do Chá Purificador: 1 xícara ao despertar e 1 xícara à noite, ao se recolher para o sono, durante 1 semana.

Podem-se usar lavagens vaginais com Chá Purificador em lugar dos banhos de assento. Aplicação da lavagem vaginal: preparar 500 ml de Chá Purificador. Introduzir uma quantidade dele na vagina com aplicador próprio e eliminá-lo após alguns minutos. A seguir, introduzir nova porção. Fazer isso sucessivamente, até terminar o chá.

Ingrediente

Chá Purificador: acrescentar o chá diretamente à água do banho (vide composição e forma de preparo no Apêndice, pág. 97).

Aplicação

Vide instruções gerais na página 39.

2. Banho de assento regenerador com extrato de limão

Características e atuação do limão

As qualidades medicinais sutis do limão são estruturantes, de tendência nitidamente centrípeta. O extrato de limão elaborado a partir do fruto inteiro (cascas e polpa) contém essas qualidades dinâmicas, que se tornam assim disponíveis para os mais diversos procedimentos terapêuticos. Dirigidas à esfera pulmonar, por exemplo, mantêm nela coesos e integrados os corpos sutis do ser. Empregadas em banhos de assento, dissolvem bloqueios e resistências à circulação da energia vital na contraparte sutil da região infradiafragmática e exercem nessa região o mesmo movimento de coesão e de integração. Tonifica o organismo em geral[17].

Forma de uso

Esse banho pode ser aplicado 1, 2 ou mais vezes por semana, durante 1 semana ou mais. A seguir, passa-se a aplicá-lo apenas 1 vez por semana. O tratamento pode constituir-se de 5, 7 ou mais banhos, conforme a necessidade, e eles podem ser tomados pela manhã, no fim da

---

[17] Vide mais informações sobre o extrato de limão no livro TERAPÊUTICAS PARA A REGENERAÇÃO CELULAR, do Dr. José Maria Campos (Clemente), Editora Pensamento.

tarde ou no início da noite. A temperatura da água deve estar entre 28 e 35°C e o banho deve durar de 10 a 15 minutos.

Ingrediente

Extrato de limão: extrato fresco de 1 limão maduro, inteiro (vide forma de preparo no Apêndice, pág. 102). É necessário proceder rapidamente para que o extrato de limão não esfrie. Ele deve estar bem quente no momento do banho de assento.

Aplicação

Vide instruções gerais na página 39.

3. Banho de assento tonificante com água fria

Características e atuação da água fria

O contato com água pura é, em si, capaz de transformar o magnetismo da pessoa. Aplicada fria em banhos de assento tem, ademais, efeito tonificante. Age não só na esfera genital, mas no organismo como um todo, por vias nervosas reflexas amplas e dinâmicas. Essa tonificação imprime nas células impulsos importantes para a sua regeneração, pois pode libertá-las de padrões conhecidos e da tendência à inércia e à letargia.

O banho de assento tonificante com água fria também colabora na transmutação de cargas instintivas alojadas na esfera genital com repercussões muito positivas na vida. Além disso, é útil no tratamento dos mais diversos distúrbios, tais como disfunções intestinais e genitais e processos inflamatórios e degenerativos na região.

O tratamento pode estimular o ser a receber novos impulsos e a alargar horizontes. Favorece-lhe acolher o desconhecido. Complementa o que é feito com o Chá Purificador descrito no capítulo precedente.

Forma de uso

O banho de assento tonificante com água fria pode ser aplicado inicialmente vários dias seguidos. Depois, passa-se a aplicá-lo 2 ou 3 vezes por semana, durante 3 semanas ou mais. O tratamento pode constituir-se de 5, 7 ou mais banhos, conforme a necessidade. Eles podem ser tomados no fim da tarde ou no início da noite e devem durar de 1 a 3 minutos. A temperatura da água deve estar entre 10 e 15°C.

Aplicação

Vide instruções gerais na página 39.

4. Banho de assento purificador com Nicotiana

Características e atuação da Nicotiana

A Nicotiana (*Nicotiana tabacum*), como já foi dito anteriormente, exerce profunda ação purificadora, transmutadora, antideformante e regeneradora e pode de modo especial extinguir cargas psíquicas e reequilibrar traumatismos emocionais. Ajuda a proteger a pessoa de influências psíquicas externas. Dissolve e transmuta forças densas e inertes alojadas especialmente na contraparte sutil da região infradiafragmática e no sistema genital. Dissipa estados de angústia. A Nicotiana, usada em banhos de assento, estimula a circulação sangüínea nessa região, em casos em que ela esteja lenta e letárgica[18].

Forma de uso

Este banho pode ser aplicado 2 vezes por semana, durante uma ou mais semanas. A seguir, passa-se a aplicá-lo apenas 1 vez por semana. O tratamento pode constituir-se de 5, 7 ou mais banhos, de acordo com a necessidade. Podem ser tomados no fim da tarde ou no início da noite e

---

[18] Vide mais informações sobre a NICOTIANA no livro TERAPÊUTICAS PARA A REGENERAÇÃO CELULAR, do Dr. José Maria Campos (Clemente), Editora Pensamento.

devem durar de 10 a 15 minutos. A temperatura deve estar entre 28 e 35°C.

Ingredientes

- Nicotiana, usar uma das três apresentações (vide formas de preparo no Apêndice, pág. 103):
    - Nicotiana-F (extrato aquoso obtido pela queima das folhas do tabaco).
    - Nicotiana TM (extrato alcoólico obtido das folhas do tabaco).
    - Extrato Nicotiana (extrato aquoso concentrado obtido por maceração a quente das folhas do tabaco).
- Acrescentar à água da tina 2 colheres de sopa de Nicotiana-F ou 3 colheres de sopa de Nicotiana TM ou 500 ml de Extrato Nicotiana.

Aplicação

Vide instruções gerais na página 39.

TERCEIRA PARTE

Pedilúvios

INSTRUÇÕES GERAIS

1. Preparo do paciente e dos ambientes

Uma atitude de recolhimento alinhada com as energias de cura é fundamental para que os efeitos de cada procedimento terapêutico sejam profundos. É por meio dela que se fortalece o canal para que essas energias fluam. É preciso abrir mão das próprias resistências e manter-se em sintonia com o trabalho, receptivo à transformação, e o mais liberado possível de expectativas quanto aos resultados.

O ambiente em que a pessoa fará o pedilúvio e aquele em que repousará em seguida devem estar em harmonia e silêncio e livres de correntes de ar. Sua iluminação deve ser tênue e agradável.

2. Material necessário

- 1 balde de material que não seja plástico (aço inoxidável, fibra de vidro, zinco etc.) com capacidade para 20 litros e de tamanho adequado para acomodar os pés confortavelmente
- 1 colher grande de madeira ou de aço inoxidável
- 1 garrafa térmica com água morna para o enxágüe dos pés após o procedimento

- 1 termômetro
- 1 toalha de banho
- 1 manta ou cobertor
- 1 tapete de banheiro, para proteger os pés quentes em pavimento frio

3. Preparo da água para o pedilúvio

Colocar a água no balde, na temperatura indicada. A quantidade deve ser suficiente para cobrir os tornozelos. Acrescentar os ingredientes e misturar tudo muito bem.

4. Aplicação do pedilúvio

Sentar-se em uma cadeira. Estender no chão o tapete de banheiro e colocar o balde sobre ele. Mergulhar devagar os pés na água. Cobrir os joelhos com a toalha, e os ombros com o cobertor ou manta. Após o tempo indicado, retirar os pés do balde, enxaguá-los ligeiramente com água pura e morna, secá-los bem, sem esfregar a pele, e calçar meias.

5. Após o pedilúvio

Recomenda-se ir para o leito logo depois do pedilúvio e procurar dormir um pouco. Esse período de repouso pode proporcionar profunda regeneração e é parte fundamental do procedimento.

Observações:

Aconselha-se beber um copo de água quente antes da aplicação de pedilúvios quentes. Pode-se também manter durante a aplicação uma compressa de água fria na testa, para derivar o sangue da cabeça; renovar a compressa sempre que se aquecer.

1. Pedilúvio purificador com sal amargo

Características e atuação do sal amargo

Como já se disse, as toxinas psíquicas, criadas principalmente em situações de sobrecarga emocional e mental, e também as ingeridas permeiam-nos o organismo físico e o sutil. Como são densas, tendem a seguir a lei da gravidade e acumular-se nos pés, até que saiam pela pele. Usado em pedilúvios o sal amargo "corrói" essas toxinas, que são então eliminadas na água. Esses pedilúvios, aplicados de forma regular, promovem intensa purificação de todo o ser e podem servir de base para tratamento de eliminação de estresse. É especialmente indicado para casos de fixações psíquicas em opiniões, cristalizações mentais e emocionais, tendência a excessiva sistematização e a compulsividade[19].

Forma de uso

O pedilúvio purificador com sal amargo pode ser aplicado inicialmente 3 vezes por semana, durante 1 semana ou mais. A seguir, pode-se aplicá-lo 1 ou 2 vezes por semana, durante 1 semana ou mais, a depender da necessidade.

---

[19] Vide mais informações sobre o sal amargo no livro TERAPÊUTICAS PARA A REGENERAÇÃO CELULAR, do Dr. José Maria Campos (Clemente), Editora Pensamento.

Deve ser aplicado de preferência à noite, antes do sono, e durar de 10 a 15 minutos. A temperatura da água deve ser de 40°C. O enxágüe dos pés logo ao término do pedilúvio é muito importante, para interromper o processo de "corrosão".

O pedilúvio purificador com sal amargo completa o processo de purificação impulsionado pelo banho de imersão com sal amargo e pelo pedilúvio vitalizador com Cymbopogon, Eucalyptus e sal amargo.

Ingredientes

- Sal amargo[20]: de 3 a 5 colheres de sopa, dissolvidas em água.

- Óleos essenciais aromáticos, dinamizados (uso opcional): Óleo Citronella, Óleo Copaifera, Óleo Cymbopogon, Óleo Eucalyptus, Óleo Ponkan ou Óleo Rosmarinus, entre outros (vide forma de preparo, indicações terapêuticas e informações complementares no Apêndice, pág. 81).

- Extratos aromáticos (uso opcional): em lugar dos óleos essenciais aromáticos (vide forma de preparo, indicações terapêuticas e informações complementares no Apêndice, pág. 84).

Aplicação

Vide instruções gerais na página 51.

---

[20] O sal amargo pode ser encontrado em farmácias e drogarias.

2. Pedilúvio vitalizador com Cymbopogon, Eucalyptus e sal amargo

Características e atuação do Cymbopogon, do Eucalyptus e do sal amargo

O capim-cidreira (*Cymbopogon citratus*), pelo forte magnetismo e grande capacidade transmutadora de seus óleos essenciais aromáticos, é capaz de atrair e dissolver em seu campo energético as vibrações geradas em situações de tensão e de conflito, de descontrole mental e emocional e de estresse.

O eucalipto (*Eucalyptus citriodora*), com sua exuberante vitalidade, condensa em seus óleos essenciais aromáticos a energia suprafísica que contata com seus ramos novos. Ao mesmo tempo, transmuta os elementos terrestres (terra e água) que absorve pela atividade intensa de suas raízes no solo.

O sal amargo, usado por via externa em banhos de imersão ou pedilúvios, é capaz de "corroer" as toxinas encontradas na pele. Veja outras informações no capítulo precedente.

O pedilúvio com Cymbopogon, Eucalyptus e sal amargo une todas essas propriedades. É capaz de transmutar, revitalizar e tonificar o organismo em condições psíquicas adversas, tais como crises de ansiedade e agitação, estados de instabilidade emocional, desgaste psíquico e insônia. Sua aplicação regular muito auxilia a regeneração e o despertar das células. Deixa o campo livre para maior fluência de energias.

Banhos e pedilúvios com sal amargo, aplicados de forma regular, promovem intensa purificação de todo o ser. No caso deste procedimento, a essa capacidade acrescentam-se as citadas acima.

Forma de uso

Em situações agudas, este pedilúvio pode ser aplicado 1 ou mais vezes ao dia. Normalmente é usado de 1 a 3 vezes por semana. O tratamento pode constituir-se de 5, 7, 9 ou mais pedilúvios, que devem ser feitos de preferência à noite, antes do sono, e durar de 10 a 15 minutos. A temperatura da água deve ser de 40°C. O enxágüe dos pés logo ao término é muito importante, para interromper o processo de "corrosão".

Este pedilúvio completa o processo de purificação impulsionado pelo banho purificador com sal amargo e pelo pedilúvio purificador com sal amargo.

Ingredientes

- Óleos essenciais aromáticos, dinamizados (vide forma de preparo, indicações terapêuticas e informações complementares no Apêndice, pág. 81):

- Óleo Cymbopogon: obtido das folhas de capim-cidreira por destilação por arraste de vapor. Em sua falta pode-se usar o Extrato Cymbopogon.
- Óleo Eucalyptus: obtido das folhas de eucalipto por destilação por arraste de vapor. Em sua falta pode-se usar o Extrato Eucalyptus.
- Sal amargo[21]: de 3 a 5 colheres de sopa cheias.

Aplicação

Vide instruções gerais na página 51.

---

[21] O sal amargo pode ser encontrado em farmácias e drogarias.

3. Pedilúvio tonificante com soro de soja

Características e atuação do soro de soja

Os diversos elementos catalisadores, as múltiplas substâncias nutritivas e as potentes forças criadoras presentes na soja (*Glycine max*) podem participar construtivamente das contínuas atividades plasmadoras realizadas nos corpos do ser humano. O soro de soja, em particular, aplicado em pedilúvios exerce ação tônica fundamental sobre as estruturas materiais criadas.

Esse soro, obtido na elaboração do tofu (queijo de soja), pode tonificar, regenerar e harmonizar o organismo graças aos seus componentes energéticos. Além disso, pode ajudar o ser a tornar-se mais desperto e a superar dificuldades de autocontrole. Atua em todo o organismo, irradiando para o metabolismo impulsos formativos[22].

O pedilúvio com soro de soja colabora nos tratamentos de estados de sonolência excessiva, quadros de desânimo, apatia e cansaço e sensação anormal de estar fora do corpo, entre outros. Colabora também nos tratamentos de estados agudos de agitação e de descontrole mental e emocional, bem como nos de carência de tônus vital e suas decorrências.

---

[22] Vide mais informações sobre a soja nos livros CURAS PELA QUÍMICA OCULTA e TERAPÊUTICAS PARA A REGENERAÇÃO CELULAR, do Dr. José Maria Campos (Clemente), Editora Pensamento.

Forma de uso

Este pedilúvio deve ser aplicado 1 vez ao dia, durante 1 semana ou mais, até se conseguir o efeito desejado. A seguir, passa-se para 1 ou 2 vezes por semana, pelo tempo necessário. Pode ser feito a qualquer momento do dia, e deve durar de 5 a 10 minutos, com a água em torno de 40°C.

Ingredientes

- Soro de soja: de 500 a 1.000 ml (vide forma de preparo no Apêndice, pág. 106).

- Óleos essenciais aromáticos (uso opcional): Óleo Citronella, Óleo Copaifera, Óleo Cymbopogon, Óleo Eucalyptus, Óleo Ponkan ou Óleo Rosmarinus, entre outros (vide forma de preparo, indicações terapêuticas e informações complementares no Apêndice, pág. 81).

- Extratos vegetais aromáticos (uso opcional): em lugar dos óleos essenciais aromáticos (vide forma de preparo, indicações terapêuticas e informações complementares no Apêndice, pág. 84).

Aplicação

Vide instruções gerais na página 51.

4. Pedilúvio tonificante com água quente e água fria

Características e atuação da alternância de temperatura em pedilúvios

A alternância rítmica da temperatura aplicada aos membros inferiores mobiliza energicamente o organismo inteiro, pois ativa e fortalece mecanismos reflexos do sistema nervoso. Essa mobilização pode sanar deficiências circulatórias em geral. Por ela, o sistema nervoso central e o periférico passam por profunda reorganização, com repercussões positivas em todo o ser.

Este pedilúvio pode ser usado como tratamento auxiliar em quadros de deficiência circulatória, hipersensibilidade ao frio, extremidades frias, edema de membros inferiores, infecções dos pés, nevralgias, dores de garganta, quadros catarrais, quadros congestivos abdominais e pélvicos, dores de cabeça (aplicar ao mesmo tempo uma compressa fria na testa) e depuração geral do sangue. Aquece o corpo e tonifica o organismo em geral dando assim suporte a outros tratamentos. Ativa o sistema imunológico. Acalma e relaxa o psiquismo.

Forma de uso

Pode ser aplicado 1 vez ao dia, durante 1 semana ou

mais, até se alcançar o efeito desejado. A seguir, passa-se para 1 ou 2 vezes por semana, pelo tempo necessário. Deve ser aplicado de preferência pela manhã, logo ao despertar, mas também pode ser a qualquer momento do dia.

Material necessário

Além do material relacionado na pág. 51 referente às instruções gerais para pedilúvios, são requeridos aqui:

- 1 balde adicional
- 1 garrafa térmica com água fervente, para ajuste da temperatura
- 1 recipiente com cubos de gelo, para ajuste da temperatura

Aplicação do pedilúvio

- Colocar em um balde água na temperatura aproximada de 40°C.
- Colocar em outro balde água na temperatura aproximada de 10°C.
- Cobrir os joelhos com a toalha de banho e os ombros com a manta ou cobertor.
- Mergulhar os pés na água quente; mantê-los submersos por 3 minutos.
- A seguir, mergulhar os pés em água fria e mantê-los submersos por 30 segundos.

- Repetir essa seqüência 3 vezes.
- Durante o procedimento, recomenda-se ir verificando a temperatura da água em ambos os baldes e ajustá-la sempre que necessário.
- Ao final, secar bem os pés, sem esfregar a pele, e calçar meias.

Adendo

Caminhadas sobre a relva

De especial valor para a vitalização do organismo e harmonização de toda sua organização física, emocional e mental são as caminhadas de pés descalços sobre a relva nas primeiras horas da manhã, com duração de 10 a 20 minutos, diariamente. Seus efeitos são altamente benéficos e semelhantes aos do pedilúvio com água quente e água fria.

QUARTA PARTE

Banhos ao Ar Livre

Banhos ao ar livre

A atuação dos banhos ao ar livre

Os banhos ao ar livre propiciam significativa desmagnetização do corpo etérico, desanuviamento do campo psíquico e relaxamento. Podem sensibilizar a pessoa para a comunhão com o mundo interior e com a natureza. Podem afinar-lhe a sintonia, com reflexos importantes no estado de consciência, tais como a aproximação da realidade material à espiritual.

Tipos de banho

Referimo-nos a banhos de bica ou de cachoeira, a banhos em piscinas naturais de água corrente, a banhos em lagos ou em rios, a banhos de mar. É imprescindível que o manancial seja puro e que o ambiente em torno esteja preservado de contaminações físicas e psíquicas. Recomenda-se cuidado especial na escolha do local em que se vai tomar o banho, sobretudo em se tratando de mar, dada a poluição das águas hoje tão comum.

Horário do banho

Recomenda-se tomar os banhos ao ar livre nas primeiras horas da manhã ou à noite. O banho matutino atua em níveis mais próximos da consciência externa. Engloba o elemento fogo (Sol), que tonifica, regenera, transmuta e eleva as energias do ser humano. A luz solar tem o poder de vivificar os corpos e propiciar clareza. Quanto mais cedo for o banho, maior a sua capacidade de romper hábitos, de tonificar e de vitalizar. Já os banhos noturnos atuam mais em níveis subconscientes. Por meio deles as energias da noite penetram o ser e podem dissolver bloqueios antigos, até mesmo ancestrais. Além disso, as energias lunares, femininas, suaves e acolhedoras, aumentam sua receptividade e abrem-lhe caminhos para a vida interior.

Preparação da pessoa

Uma atitude de recolhimento alinhada com as energias de cura é fundamental para que os efeitos do banho sejam profundos. É por meio dela que se fortalece o canal para que essas energias fluam. É preciso abrir mão das próprias resistências e manter-se em sintonia com o trabalho, receptivo à transformação e o mais liberado possível de expectativas quanto aos resultados.

Aconselha-se tomar previamente um banho higiênico.

Cuidados necessários

Manifestações colaterais como tonturas e taquicardia podem ocorrer após o banho e normalmente surgem quando a pessoa ultrapassa seus limites fisiológicos ou desconsidera suas condições de saúde.

Se o banho for tomado em águas profundas, deve-se usar colete salva-vidas ou até cordas, caso a pessoa não saiba nadar. Isso proporciona segurança e favorece os efeitos benéficos do banho.

Esferas de ressonância no ser

Os banhos ao ar livre, além de terapêuticos, podem ser verdadeiros cerimoniais de sintonia interna, em que muitas energias são mobilizadas. Para isso é da maior importância a harmonia, a beleza e a ordem em torno, e sobretudo a atitude da pessoa que os toma.

Apêndice

Apêndice

Este Apêndice apresenta informações gerais de caráter prático sobre os diferentes elementos terapêuticos empregados neste livro, tais como obtenção, formas de preparo e indicações terapêuticas. Para facilitar a localização de cada elemento, está dividido nas seguintes partes:

Produtos minerais:
- Argila, caulim e lama, pág. 77
- Sulfureto de potássio, pág. 79

Produtos vegetais:
- Óleos essenciais aromáticos, pág. 81
- Extratos vegetais aromáticos, pág. 84
- Chás aromáticos compostos, pág. 94

Outros produtos vegetais:
- Extrato Equisetum, pág. 99
- Extrato de limão, pág. 100
- Nicotiana: Extrato Nicotiana, pág. 101
   Nicotiana-F, pág. 101
   Nicotiana TM, pág. 102
- Soja: leite de soja, pág. 103
   soro de soja, pág. 104

Produtos minerais

Argila, caulim e lama

Purificação

O caulim, a argila e a lama colhidos na natureza podem apresentar mais ou menos impurezas (partículas maiores de minerais, matéria orgânica grosseira etc.), a depender do local de origem, e devem passar por uma limpeza antes do uso nos procedimentos terapêuticos. Pode-se fazê-lo da seguinte maneira:

- Usar dois recipientes: uma bacia de tamanho médio, para dissolver o caulim (ou argila ou lama) bruto em água, e um galão maior para o caulim já diluído.

- Colocar uma porção de caulim bruto na bacia e verter água sobre ela, em quantidade suficiente para diluí-lo bem (aproximadamente 2 a 3 vezes o seu volume).

- Mexer, de preferência com um instrumento de madeira.

- As partículas de caulim, por serem diminutas, vão entrar em suspensão e se formará uma água leitosa.

- Aguardar aproximadamente 1 minuto para que as partículas mais pesadas decantem.

- A seguir, verter a água leitosa no galão maior, com cuidado para que não vá junto o material decantado.

- Diluir novamente o caulim da bacia, agora em menos água, e repetir a seqüência: mexer, aguardar 1 minuto e verter a água no galão maior. Fazer o procedimento completo uma ou duas vezes.

- A água usada na diluição vai ficando cada vez mais clara, menos leitosa, e no fundo da bacia vêem-se resíduos vários: areia grossa, pedras e matéria orgânica.

- Repetir a seqüência com novas porções de caulim bruto.

- Quando o galão se encher, deixá-lo em repouso para a decantação gradativa das partículas do caulim lavado.

- A água que se separa no galão deve ser retirada cuidadosamente e pode ser reutilizada na diluição de novas porções de caulim bruto.

- Aguardam-se alguns dias para que a decantação no galão se complete, retirando-se periodicamente a água.

- Ao final, o caulim ainda úmido deve ser acondicionado em uma vasilha limpa e fechada.

- Para banho de imersão usam-se em torno de 10 colheres de sopa cheias desse caulim úmido. Deve ser diluído em água suficiente para liquefazer-se bem, antes de ser adicionado à água do banho.

Sulfureto de potássio

Preparo

Recomenda-se preparar uma quantidade maior do produto de uma vez, já que normalmente se faz uma série de banhos.

- Para 1 litro do produto:
    - tomar 250 g de sulfureto de potássio[23] e diluí-lo em 1.000 ml de água;
    - deixar a mistura em repouso algumas horas, mexendo-a de vez em quando;
    - ao final, coar o produto e guardá-lo em frascos de cor âmbar (100 ml/frasco);
    - rotular os frascos (nome do produto e data de elaboração).
- Cada frasco contém, portanto, 25 g de sulfureto de potássio e 100 ml de água e já se encontra pronto para uso.
- Para cada banho de imersão usa-se um frasco.

---

[23] Adquirir em casas revendedoras de produtos químicos.

Produtos vegetais

Óleos essenciais aromáticos

Obtenção e atuação

Os óleos essenciais aromáticos são obtidos geralmente por destilação por arraste de vapor, processo laboratorial que não está ao alcance da maioria das pessoas[24]. Podem, no entanto, ser adquiridos em casas especializadas. Citamos a seguir algumas características de sua atuação terapêutica.

Óleo Citronella

- O Óleo Citronella é obtido das folhas da citronela (*Cymbopogon nardus*), por destilação por arraste de vapor.
- Suas qualidades sutis colaboram na dissolução de cargas psíquicas inertes e densas, que tendem a assediar o plano mental e emocional do ser humano.
- Dissipa estruturas mentais arraigadas, arcaicas, condicionamentos e tendências negativas.

---

[24] Informações sobre esse processo de destilação foram apresentadas no GUIA PRÁTICO DE TERAPÊUTICA EXTERNA, do Dr. José Maria Campos (Clemente), Editora Pensamento.

Óleo Copaifera

- O Óleo Copaifera ou óleo de copaíba, árvore típica da região amazônica (*Copaifera langsdorffii*), possui duas qualidades complementares: uma delas, de vibração mais densa, tem potente efeito transmutador; a outra, mais tênue mas não menos vigorosa, sutiliza o campo energético do ser.
- Purifica e transmuta forças negativas, trazendo notáveis transformações.
- Sutiliza os centros endócrinos superiores.

Óleo Cymbopogon

- O Óleo Cymbopogon é obtido das folhas do capim-cidreira (*Cymbopogon citratus*), por destilação por arraste de vapor.
- Dissolve bloqueios gerados por nódulos psíquicos que se condensam e se alojam nos tecidos musculares, vasculares dos tendões e dos ligamentos, alvos de descargas e de tensões psíquicas.
- Relaxa e descongestiona a musculatura em geral.
- É capaz de atrair e dissolver em seu campo energético as vibrações densas geradas em situações de descontrole mental e emocional e de estresse.

Óleo Eucalyptus

- O Óleo Eucalyptus é obtido das folhas do eucalipto (*Eucalyptus citriodora* e outros) por destilação por arraste de vapor.

- Sutiliza a atividade mental, revitaliza o pensamento e favorece a regeneração cerebral.
- Exerce intensa atividade de purificação e de transmutação.
- Elimina toxinas psíquicas infiltradas na contraparte sutil da região infradiafragmática.

Óleo Ponkan

- O Óleo Ponkan é obtido das cascas da tangerina poncã (*Citrus reticulata Blanco*), por destilação por arraste de vapor ou por prensagem.
- Possui excepcionais qualidades curativas e medicinais, que ajudam na dissolução de cargas psíquicas renitentes tendentes a se cristalizar no plano mental do ser humano.
- Dissolve aglomerados densos e conflituosos que se arraigam sobretudo na região da cabeça.
- Sua qualidade cáustica, reflexo de potente energia ígnea, fornece substrato material à ação de fogos purificadores sutis.

Óleo Rosmarinus

- O Óleo Rosmarinus é obtido das folhas e inflorescências do rosmarinho ou alecrim de jardim (*Rosmarinus officinalis*), por destilação por arraste de vapor.
- Colabora na cura de deficiências cardíacas energeticamente ligadas ao processo respiratório.

Dinamização

Para favorecer a dispersão dos óleos essenciais na água do banho é conveniente dinamizá-los por meio da seguinte técnica:

- Tomar um pequeno frasco de vidro, enchê-lo até a metade com água quente;
- Acrescentar de 7 a 10 gotas dos óleos essenciais a serem usados;
- Agitar ritmicamente o líquido, no sentido horizontal, durante 2½ minutos;
- Vertê-lo na água do banho, enquanto ela estiver ainda em movimento.

Extratos vegetais aromáticos

Elaboração

Os extratos vegetais aromáticos são concentrados aquosos obtidos de uma ou mais ervas aromáticas para uso conjunto com os óleos essenciais aromáticos ou para uso isolado. Devem ser elaborados pelo menos duas horas antes do banho.

Tenha-se presente que as plantas silvestres aromáticas exercem efeito mais enérgico e profundo que as cultivadas em jardins ou hortas.

Roteiro básico:

- Escolher uma ou mais plantas aromáticas e deixá-las secar à sombra; depois, misturá-las bem e triturá-las até obter um pó fino. Podem ser usadas

também plantas frescas, bem picadas.
- Tomar de 7 a 10 colheres de sopa cheias do pó de plantas secas; se as plantas forem frescas, um pouco mais.
- Colocá-las em 2 litros de água fria e tapar a vasilha.
- Levar a mistura ao fogo brando.
- Ao começar a sair fumaça, em torno de 70ºC, (atenção à temperatura, não ultrapassá-la!), desligar o fogo e deixar o líquido em repouso por 1 hora no mínimo.
- Ao final, reaquecer ligeiramente o extrato aromático, coá-lo e colocá-lo em garrafa térmica ou levá-lo direto à sala de banho.
- Esse roteiro é o mesmo para preparar extratos vegetais aromáticos aquosos, simples ou compostos.

Algumas plantas adequadas para preparo de extratos aromáticos

- Alecrim-do-campo (*Baccharis dracunculifolia*): folhas e inflorescências
- Camomila (*Matricaria chamomilla*): inflorescências
- Capim-cidreira (*Cymbopogon citratus*): folhas maduras
- Carqueja (*Baccharis trimera*): parte aérea florida
- Cipreste (*Cupressus sempervirens*): pequenos ramos triturados
- Cordão-de-frade (*Leonotis nepetaefolia*): parte aérea florida

- Embaúba (*Cecropia peltata*): folhas maduras
- Eucalipto (*Eucalyptus citriodora*): folhas maduras
- Gervão (*Stachytarphetta cayenensis*): parte aérea florida
- Hortelã-do-campo (*Hyptis suaveolens*): parte aérea florida
- Líppia (*Lippia alba*): folhas maduras
- Macaé (*Leonurus sibiricus*): parte aérea florida
- Marcela (*Achyrocline satureioides*): inflorescências
- Mentrasto (*Ageratum conyzoides*): parte aérea florida
- Pelargônio (*Pelargonium sp*): folhas maduras
- Rosmarinho (*Rosmarinus officinalis*): folhas e inflorescências
- Serralha (*Sonchus oleraceus*): folhas maduras
- Vernônia ou assa-peixe (*Vernonia polyanthes*): parte aérea florida

Observação: Pode-se usar uma só planta ou várias delas associadas.

Informações complementares

Extrato Achyrocline

- É obtido das inflorescências da marcela (*Achyrocline satureioides*), em pleno período de florescimento.
- A marcela cresce em campos rupestres e se relaciona intensamente com os elementos imponderáveis presentes na atmosfera, no ar,

na luz e no calor solares.

- Cresce em solo rico em silício e pobre em matéria orgânica. Não necessita de muita água. Floresce em abundância no outono e no inverno, quando exala aroma suave, delicado.

- Suas flores têm grande afinidade energética por certos processos neurossensoriais do organismo humano. Por isso são capazes de fortalecê-los e de eliminar-lhes cargas negativas. Dinamizam os movimentos das substâncias e promovem o despertar da luz no interior delas.

- Por concentrar nas inflorescências, de forma especial, os elementos luz, vida e calor solares, fornece-os às partículas materiais.

- Forma polaridade energética complementar ao Extrato Ageratum.

Extrato Ageratum

- É obtido da parte aérea florida do mentrasto (*Ageratum conyzoides*), em pleno período de florescimento.

- O mentrasto relaciona-se de modo especial com a água e com o calor úmido, intensos no verão, época em que mais cresce. Prefere solos ricos em matéria orgânica. Desenvolve aroma intenso, que permeia toda a sua folhagem.

- Atua no sistema metabólico do ser humano. Tem qualidades energéticas para fortalecer sobretudo o sistema digestivo, mas tonifica o organismo de modo geral.

- Auxilia na eliminação de toxinas, tanto materiais quanto sutis. Essa ação desintoxicante não se limita aos órgãos digestivos: estende-se ao sistema nervoso central, favorecendo a liberação de cargas psíquicas por meio de processos oníricos.
- Forma polaridade energética complementar ao Extrato Achyrocline.

Extrato Baccharis Drac.

- É obtido das folhas e inflorescências do alecrim-do-campo (*Baccharis dracunculifolia*), no início do período de florescimento.
- Como planta típica do cerrado, o alecrim-do-campo assimila de forma intensa o elemento estruturante da luz, e o concentra em suas folhas e inflorescências.

Extrato Baccharis Trim.

- É obtido da parte aérea da carqueja (*Baccharis trimera*), no início do período de florescimento.
- Como qualidade energética, a carqueja facilita que os processos metabólicos sejam permeados pelas forças vitais e organizadoras dos corpos sutis do ser humano.

Extrato Cecropia

- É obtido das folhas maduras da embaúba (*Cecropia peltata*), em pleno período de desenvolvimento vegetativo.
- A embaúba atrai poderosas correntes de energia cósmica e as retransmite ao ambiente e às partículas ao redor de onde crescem.

Extrato Citronella

- É obtido das folhas maduras da citronela (*Cymbopogon nardus*), em pleno período de desenvolvimento vegetativo.

Extrato Cupressus

- É obtido dos pequenos ramos maduros (não muito tenros) de cipreste (*Cupressus sempervirens*), em pleno período de desenvolvimento vegetativo.

Extrato Cymbopogon

- É obtido das folhas maduras de capim-cidreira (*Cymbopogon citratus*), em pleno período de desenvolvimento vegetativo.

Extrato Eucalyptus

- É obtido das folhas maduras de espécies aromáticas de eucalipto (*Eucalyptus sp*), em pleno período de desenvolvimento vegetativo.

Extrato Hyptis

- É obtido da parte aérea florida da hortelã-do-campo (*Hyptis suaveolens*), em pleno período de florescimento.

- Como qualidade energética, a hortelã-do-campo purifica e desintoxica principalmente a contraparte sutil da região abaixo do diafragma.

- Imprime nessa área um padrão vibratório elevado, capaz de transformar e transmutar substâncias psíquicas pesadas e inertes aí alojadas.

Extrato Lantana
- É obtido das folhas maduras de cambará (*Lantana cambara*), em pleno período de desenvolvimento vegetativo e de florescimento.

Extrato Leonotis
- É obtido da parte aérea florida do cordão-de-frade (*Leonotis nepetaefolia*), no início do período de florescimento.
- Como qualidade energética, o cordão-de-frade atua principalmente no centro energético representado pela glândula pineal, relaxando e suavizando o seu automatismo de ação.
- Ajuda o ser a contatar níveis de consciência superiores, abre-lhe caminhos.

Extrato Leonurus
- É obtido da parte aérea florida do macaé (*Leonurus sibiricus*), no início do período de florescimento.
- Como qualidade energética, o macaé atua principalmente no centro energético representado pela glândula hipófise, relaxando e suavizando o seu automatismo de ação.
- Apóia o ser na tarefa de acolher e dirigir impulsos provenientes de planos superiores e na de estabelecer um fluxo ordenado e constante desses impulsos.

Extrato Lippia
- É obtido das folhas maduras de líppia (*Lippia alba*),

em pleno período de desenvolvimento vegetativo, pouco antes do florescimento.

Extrato Matricaria

- É obtido das inflorescências da camomila (*Matricaria chamomilla*), em pleno período de florescimento.

- Como qualidade energética, a camomila participa dos processos sulfurosos da organização energética e substancial do ser humano e também os influencia diretamente.

Extrato Mentha crispa

- É obtido das folhas maduras de hortelã-crespa (*Mentha crispa*), em pleno período de desenvolvimento vegetativo.

- Suas essências aromáticas exercem acentuada ação anti-séptica e purificadora.

- O seu alto padrão vibratório dissolve a atmosfera psíquica densa que sustenta a vida de muitos microrganismos e parasitas intestinais indesejáveis.

Extrato Pelargonium

- É obtido das folhas maduras, não muito novas, do pelargônio (*Pelargonium sp*), em pleno período de desenvolvimento vegetativo.

- As qualidades sutis que se expressam pelo aroma suave de suas folhas agem no sentido de desalojar e dissolver cargas psíquicas negativas ancoradas na região torácica, liberando assim a esfera pulmonar e a cardíaca.

Extrato Ponkan

- Obtido a partir das cascas dos frutos maduros da tangerina poncã (*Citrus reticulata Blanco*), de duas formas diferentes:
- **Primeiro método:**
  - Triturar as cascas de poncã, colocá-las em recipiente de aço inoxidável ou vidro (evitar alumínio ou plástico) e umedecê-las levemente com álcool puro.
  - Deixá-las em maceração, cobertas, por aproximadamente 2 horas.
  - Adicionar um óleo vegetal (por exemplo: de amêndoa, de milho, de girassol ou de soja) em quantidade suficiente para cobrir bem as cascas.
  - Colocar a mistura em banho-maria, entre 50 e 60°C, durante 30 minutos, mexendo sempre.
  - Filtrar o óleo, ainda quente, em um pano de algodão limpo.
  - Deixar o óleo repousar por alguns dias, para que possíveis resíduos se sedimentem.
  - Filtrá-lo novamente em pano de algodão e guardá-lo em frasco escuro, em local fresco e ao abrigo da luz, para evitar oxidação.
- **Segundo método:**
  - Colocar cascas frescas de poncã, bem picadas, em um frasco transparente; verter

sobre elas um óleo extrator (por exemplo: de amêndoa, de milho, de girassol ou de soja), cobrindo-as bem; a seguir, fechar o frasco.

- Deixar o frasco de 2 a 3 semanas ao sol; agitá-lo de tempos em tempos.
- Recolher o frasco sempre no fim da tarde e voltar a expô-lo ao sol na manhã seguinte.
- Ao final, filtrar o óleo, conforme descrito acima para o primeiro método.

- Observação:
O uso do Extrato Ponkan segue as mesmas orientações dadas para o Óleo Ponkan. Deve ser também dinamizado antes do banho, usando-se para isso mais gotas, pois os extratos não são tão concentrados quanto os óleos.

Extrato Rosmarinus

- É obtido dos pequenos ramos maduros, não muito tenros, com folhas e inflorescências de rosmarinho (*Rosmarinus officinalis*), em pleno período de florescimento.

Extrato Sonchus

- É obtido das folhas maduras da serralha (*Sonchus oleraceus*), em pleno período de desenvolvimento vegetativo.

- Como qualidade energética, a serralha fornece a qualidade estruturante da luz, especialmente concentrada em suas folhas.

Extrato Stachytarphetta

- É obtido da parte aérea florida do gervão (*Stachytarphetta cayenensis*), em pleno período de florescimento.

- Como qualidade energética, o gervão contribui com a ascensão da energia do centro cardíaco para o alto da cabeça.

Extrato Vernonia

- É obtido da parte aérea florida da vernônia (*Vernonia polyanthes*), em pleno período de florescimento.

- Planta típica do cerrado, a vernônia (assa-peixe) fornece o elemento estruturante da luz e o elemento dinâmico do ar, muito concentrados sem suas inflorescências.

CHÁS AROMÁTICOS COMPOSTOS

Citamos a seguir a composição, elaboração e atuação de alguns chás aromáticos que tanto podem ser usados por via oral como acrescentados à água do banho.

Tenha-se presente que as plantas silvestres aromáticas exercem efeito mais enérgico e profundo que as cultivadas em jardins ou hortas.

Chá Aromatizador

Composição:

- Capim-cidreira (*Cymbopogon citratus*), folhas maduras, 20%

- Cipreste (*Cupressus sempervirens*), pequenos ramos, 20%
- Hortelã-do-campo (*Hyptis suaveolens*), parte aérea florida, 10%
- Marcela (*Achyrocline satureioides*), inflorescências, 10%
- Mentrasto (*Ageratum conyzoides*), parte aérea florida, 10%
- Pelargônio (*Pelargonium sp*), folhas maduras, 10%
- Tanchagem (*Plantago major*), folhas e pequenas hastes, 20%

Elaboração:

- Colher as plantas em seus períodos de desenvolvimento mais adequados:
    - Capim-cidreira, em pleno ciclo vegetativo
    - Cipreste, em pleno ciclo vegetativo
    - Hortelã-do-campo, em pleno ciclo de floração
    - Marcela, em pleno ciclo de floração
    - Mentrasto, em pleno ciclo de floração
    - Pelargônio, em pleno ciclo vegetativo
    - Tanchagem, em pleno ciclo vegetativo
- Secar cada planta em separado, à sombra.
- Triturá-las bem, até obter pó fino, e misturá-las nas proporções indicadas.

Atuação:

- Tonifica todo o organismo, em seus elementos constitucionais e funcionais.

- Colabora na transmutação de cargas ancestrais do psiquismo, alojadas no organismo, favorecendo assim a regeneração das suas estruturas.
- Contribui para a regeneração celular de modo vigoroso ao fortalecer o fluxo da energia vital entre o sistema nervoso central e o periférico.

Chá Purificador

Composição:

- Alecrim-do-campo (*Baccharis dracunculifolia*), folhas e inflorescências
- Artemísia (*Artemisia verlotorum*), raízes e partes aéreas
- Mastruz (*Lepidium pseudodydimum*), partes aéreas
- Mentrasto (*Ageratum conyzoides*), partes aéreas floridas

Elaboração:

- Colher as plantas em seus períodos de desenvolvimento mais adequados:
    - Alecrim-do-campo: colher as folhas e inflorescências em pleno ciclo de floração da planta;
    - Artemísia: colher as raízes e as partes aéreas pouco antes do ciclo de floração da planta, de preferência à noite, na fase do plenilúnio;
    - Mastruz: colher as partes aéreas no início do ciclo de floração da planta;
    - Mentrasto: colher as partes aéreas floridas, em pleno ciclo de floração da planta.

- Secar cada erva em separado, à sombra.
- Triturá-las bem, até obter pó fino, e misturá-las em partes iguais.

Forma de preparo:

- Para banhos de assento e lavagens vaginais:
    - colocar 3 colheres de sopa do Chá Purificador em 500 ml de água fria;
    - levá-lo ao fogo brando; pouco antes de iniciar a fervura, apagar o fogo e deixar o chá em infusão de 20 a 30 minutos;
    - reaquecê-lo ligeiramente, coá-lo e colocá-lo em garrafa térmica.
- Para uso interno:
    - colocar 1 colher de chá do Chá Purificador em 1 xícara de tamanho médio;
    - colocar sobre ele água fervente, até completar a xícara;
    - deixá-lo em infusão de 3 a 5 minutos;
    - coá-lo e servi-lo ao paciente imediatamente antes do banho de assento.

Chá Triflores

Composição (em partes iguais):

- Alecrim-do-campo (*Baccharis dracunculifolia*), inflorescências
- Marcela (*Achyrocline satureioides*), inflorescências
- Vernônia (*Vernonia polyanthes*), inflorescências

Elaboração:
- Colher as plantas em pleno ciclo de floração.
- Secar cada uma em separado, à sombra.
- Triturá-las bem, até obter pó fino, e misturá-las em partes iguais.

Atuação:
- Amalgama certas qualidades das correntes telúricas, os impulsos criadores da luz e do calor do Sol, a força regeneradora do ar puro que circula pelos campos e as correntes de energias cósmicas que entram na formação das flores rupestres que o compõem.
- Tais impulsos sutis e dinâmicos penetram o campo energético do ser humano e percorrem nele misteriosos caminhos, desobstruindo-os.
- Convergem para o sistema nervoso central, permeiam e regeneram suas vias e estruturas internas e reconstituem seus padrões originais de funcionamento.

Outros produtos vegetais

Extrato Equisetum

Elaboração:

- Colher partes aéreas da cavalinha (*Equisetum pyramidale* ou *Equisetum sp*) em pleno período de desenvolvimento vegetativo da planta, secá-las à sombra e, a seguir, triturá-las bem, até obter pó fino. (Pode-se usar também a planta fresca.)

- Tomar de 7 a 10 colheres de sopa do pó (se a planta for fresca, picá-la bem e usar quantidade um pouco maior).

- Colocar o pó (ou a planta fresca) em 2 litros de água fria e tapar a vasilha.

- Levá-la ao fogo brando.

- Ao começar a sair fumaça, em torno de 70°C (atenção à temperatura, não ultrapassá-la!), apagar o fogo e deixar o líquido em repouso por 1 hora. É o Extrato Equisetum.

- Reaquecê-lo ligeiramente, coá-lo e colocá-lo em garrafa térmica.

- Esse roteiro é o mesmo a ser seguido no preparo de extratos vegetais aquosos concentrados, simples ou compostos, de plantas não-aromáticas.

Extrato de limão

Elaboração:

- Colocar em uma tigela 1 limão de tamanho grande cortado ao meio.
- Colocar 500 ml de água bem quente em uma garrafa térmica.
- Cobrir o limão com parte da água.
- Prender meio limão com um garfo, e com uma faca fazer quatro cortes em cruz partindo do centro para a periferia, sem destacar as partes; repetir o procedimento com a outra metade do limão.
- Com um pilão espremer bem cada metade do limão, para que sejam trazidos para a água tanto o suco da polpa quanto o sumo das cascas.
- Remover cascas, bagaços e sementes.
- Verter na tigela o restante de água quente da garrafa térmica e misturá-la com o limão.
- Colocar o líquido resultante na garrafa térmica para ser acrescentado à água do banho de assento.

Observação: É necessário proceder rapidamente para que o extrato de limão não esfrie. Ele deve estar bem quente no momento do banho de assento.

Nicotiana

O tabaco é uma planta muito tóxica e por isso seu uso por via oral é expressamente contra-indicado. As formas de apresentação aqui citadas devem ser guardadas com cuidado e mantidas fora do alcance das crianças e de pessoas não capacitadas.

Extrato Nicotiana

Elaboração:

- Colher algumas folhas maduras de tabaco (*Nicotiana tabacum*) em pleno período de desenvolvimento vegetativo da planta, secá-las à sombra e, a seguir, triturá-las bem, até obter pó fino. (Podem-se usar também folhas frescas.)
- Tomar de 7 a 10 colheres de sopa do pó (se as folhas forem frescas, picá-las bem e usar quantidade um pouco maior).
- Colocar o pó (ou as folhas frescas) em 2 litros de água fria e tapar a vasilha.
- Levá-lo ao fogo brando.
- Ao começar a sair fumaça, em torno de 70°C (atenção à temperatura, não ultrapassá-la!), apagar o fogo e deixar o líquido em repouso por 1 hora. É o Extrato Nicotiana.
- Reaquecê-lo ligeiramente, coá-lo e colocá-lo em garrafa térmica.

Nicotiana-F

Elaboração:

- Tomar um aspirador médico de secreções. Há modelos simples, não hospitalares, para uso doméstico.
- Adaptar a saída do êmbolo de uma seringa de vidro de 20 ml na extremidade do tubo de borracha onde normalmente se acopla a sonda de aspiração.

Na entrada do êmbolo, inserir a ponta de um charuto.

- Encher de água o frasco que serviria para receber as secreções aspiradas, tomando o cuidado para que o nível da água ultrapasse um pouco a ponta do tubo de vidro que verteria as secreções no frasco. Assim, ao ser sugada pelo aparelho, a fumaça é forçada a atravessar a água do frasco coletor. Isto possibilita que a nicotina vá aos poucos dissolvendo-se na água antes que a fumaça se libere pela válvula de escape do aparelho.

- Quando tudo estiver bem conectado, basta acender o charuto e ligar o aparelho. Usa-se 1 litro de água pura para 1 charuto de tamanho médio. Rápida e eficientemente se obtém assim a Nicotiana-F.

Nicotiana TM a 10%

Elaboração:

- Colher folhas maduras de tabaco (*Nicotiana tabacum*), em pleno ciclo de desenvolvimento vegetativo da planta; secá-las à sombra e triturá-las bem, até obter pó fino (podem-se usar também folhas frescas);

- Tomar 50 g do pó (se as folhas forem frescas, picá-las bem e usar quantidade um pouco maior) e colocá-lo em 500 ml de álcool a 70% (misturar 250 ml de água em 250 ml de álcool absoluto);

- Deixar em maceração de 1 a 2 semanas em lugar fresco ou exposto ao sol;

- Prensar a mistura, deixá-la decantar durante 48 horas e então filtrá-la.
- Pode-se preparar a Nicotiana TM também pelo método de percolação.

SOJA[25]

Leite de soja para banhos nutritivos

Preparo:

- Rendimento: 1 xícara de grãos de soja rende em torno de 1 litro de leite.
- Lavar os grãos de soja e deixá-los de molho em água fria de 6 a 8 horas, ou até incharem; trocar a água, se possível, a cada 3 horas.
- Escorrer a água e enxaguar bem os grãos para a remoção de todas as cascas.
- Batê-los no liquidificador com 2 xícaras de água morna para cada xícara de grãos.
- Passar a massa por peneira bem fina.
- Levar o leite resultante ao fogo e mexê-lo até levantar fervura; a seguir, passar para fogo brando e deixar o leite ferver por 10 ou 20 minutos.
- O leite deve ser usado ainda quente no banho nutritivo.

---

[25] O plantio comercial da soja emprega hoje excessiva quantidade de insumos químicos tóxicos e prejudiciais: adubos, pesticidas e inseticidas. Por isso, aconselha-se conhecer a procedência da soja que se adquire. O uso da soja transgênica também deve ser evitado.

Soro de soja para pedilúvios

Preparo:

- Preparar o leite de soja como descrito acima.
- Acrescentar a ele algumas gotas de limão ou um pouco de sal amargo, para acelerar o processo de coagulação.
- Deixar escorrer o líquido, que é o soro de soja.

■ ■ ■